DE LA

PRIMOGÉNITURE ENTRE LES FRÈRES JUMEAUX

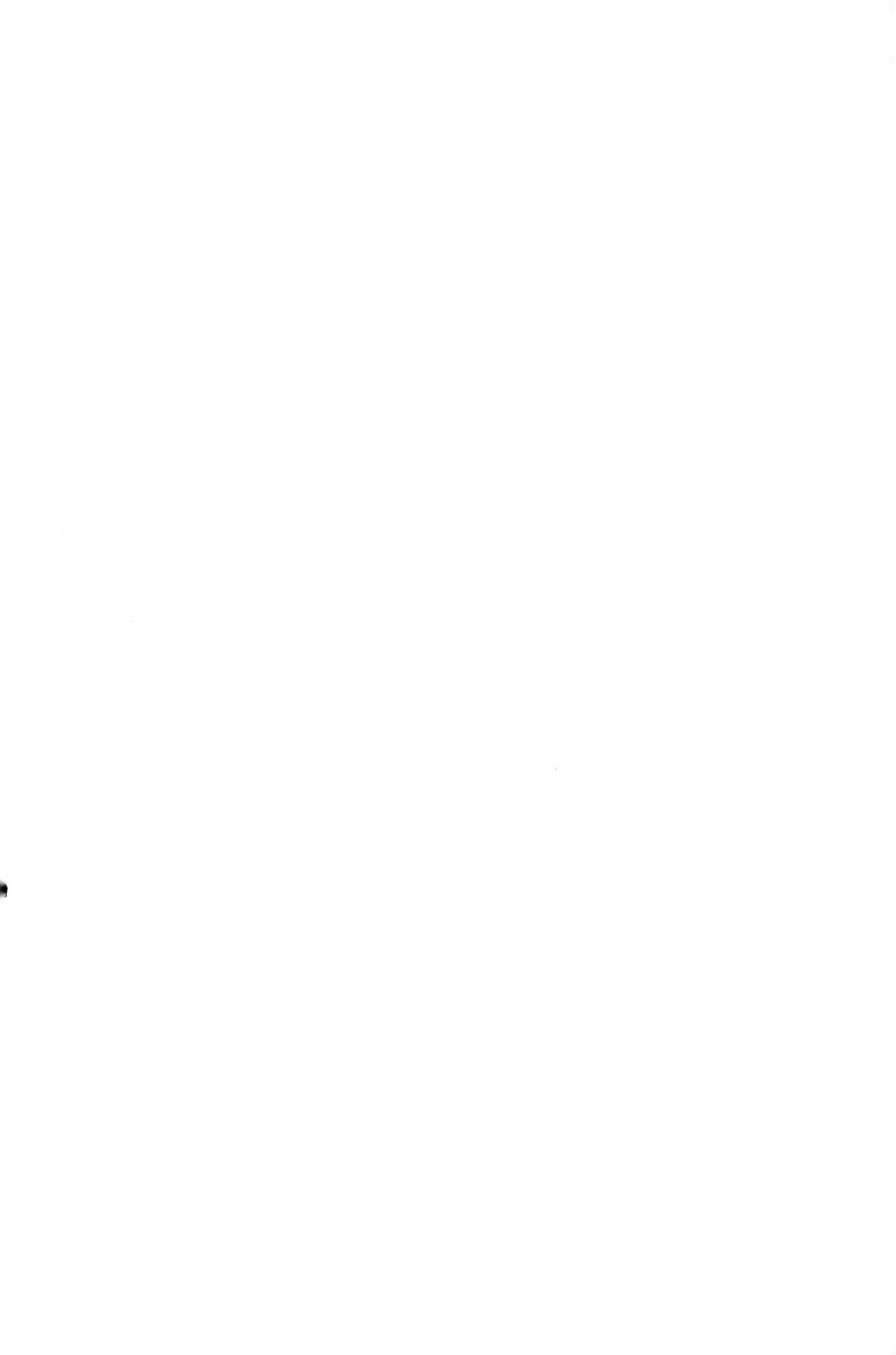

DE LA

PRIMOGÉNITURE

ENTRE LES

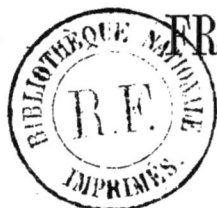

FRÈRES JUMEAUX

PAR

LÉON DE MALEVILLE

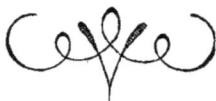

MONTAUBAN

TYP. DE J. VIDALLET, RUE BESSIÈRES, 25

1877

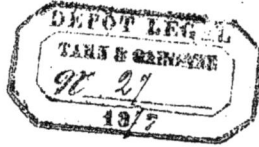

DE LA

PRIMOGÉNITURE

ENTRE

LES FRÈRES JUMEAUX

La nature, qui semble avoir voulu se réserver quelques secrets impénétrables comme pour se venger de la science humaine qui lui en a dérobé de si importants, a enveloppé d'un voile mystérieux le phénomène des naissances multiples qui se manifeste dans la reproduction de l'homme et de la plupart des mammifères.

Ce n'est pas que quelques naturalistes aventureux n'aient essayé d'en pénétrer le mystère ; mais leurs mécomptes ont si bien découragé les observateurs plus sérieux, que les savants de nos jours aiment mieux confesser leur incompétence que risquer des théories sans fondement, et constamment démenties par les faits. Notre grand Buffon, lui-même, dans son histoire de l'homme, évite toute explication du problème des naissances multiples, et n'y fait qu'une allusion sans importance et peu digne de sa haute renommée (1).

Je ne viens donc pas renouveler une tentative inutile. Ce n'est pas une question d'histoire naturelle, de physiologie anthropologique que je viens traiter devant vous; c'est une simple question de droit purement civil que j'ai à vous soumettre.

Les exemples des naissances doubles sont bien plus nombreux qu'on ne le pense généralement; ceux de naissances triples beaucoup plus rares; et ceux de naissances quadruples et même quintuples, très exceptionnels (2).

Selon le docteur Béraud (*Eléments de physiologie*, tom. II, page 431), les grossesses doubles sont dans la proportion de 1 sur 70 à 80; les grossesses triples de 5 sur 35,441.

Les naissances doubles sont donc très fréquentes et la co-existence de deux frères jumeaux très souvent constatée.

(1) Buffon n'a relevé incidemment que le fait d'une femme des colonies qui aurait accouché de deux jumeaux : l'un *nègre* et l'autre *blanc*, et l'on comprend l'induction qu'il en tire pour l'origine diverse d'une double paternité. Mais ce prétendu fait, devenu traditionnel dans toutes les colonies, est un fait controuvé et qui doit rester à l'état de *canard* physiologique.

(2) Une note très curieuse de Denis Godefroy sur la loi *Si pater meus* 36, *tit. de solut.* rassemble tous les faits de naissances multiples allégués par des auteurs, et cite entre autres le cas d'une femme égyptienne qui aurait mis au monde 144 enfants ! Il cite la loi 28, ff, lib. V, tit. 1 pour prouver que chez les Romains on admettait la prévision de trois jumeaux comme la moyenne la plus présumable.

Deux traits caractéristiques les distinguent : au physique, leur extrême ressemblance poussée quelquefois jusqu'à l'identité ; au moral, leur tendresse fraternelle, leur attachement réciproque, passés en proverbe.

Les méprises causées par leur ressemblance ont prêté aux jeux de la scène les combinaisons les plus piquantes. *Ménandre*, chez les Grecs ; *Plaute*, chez les Romains, et chez les modernes, *Shakespeare*, *Rotrou* et *Regnard* ont traité ce sujet de main de maître et ont été suivis d'une foule d'imitateurs.

L'histoire n'a pas dédaigné de recueillir quelques anecdotes curieuses que je me laisserais entraîner à vous raconter si je ne craignais d'abuser de vos moments.

Nicolas et Claude de *Soucy*, disent les historiens de *Charles IX*, naquirent le 7 avril 1548 avec tant de ressemblance, que leurs nourrices prirent le parti de leur donner des bracelets de différentes couleurs afin de les reconnaître. Vêtus de la même façon, dès leur enfance, les étrangers les confondaient sans cesse. Ils furent placés à la cour, l'un sous le titre de seigneur *de Sissonne*, et l'autre de seigneur d'*Origny*. Le roi *Charles IX* prenait souvent plaisir à les mettre ensemble et à les considérer pour trouver les légères marques de différence qui les distinguaient. Le seigneur d'*Origny* jouait parfaitement bien à la paume, et le seigneur de *Sissonne* s'engageait quelquefois dans des parties où il n'avait pas l'avantage. Pour y remédier il sortait du jeu, sur le premier prétexte venu, et substituait adroitement son frère à sa place, lequel relevait et gagnait la partie sans que les joueurs, ni ceux qui étaient dans la galerie, s'aperçussent de ce changement.

L'histoire littéraire signale les profonds érudits, *Louis*

et *Scévole de Sainte-Marthe* qui se ressemblaient si fort de corps et d'esprit, qui vécurent dans une étroite intimité, et travaillèrent de concert, sans qu'on put jamais distinguer la part personnelle de chacun à *l'histoire généalogique de la Maison de France*, et à l'importante et monumentale collection de la *Gallia Christiana*, continuée par les Bénédictins et que termine, en ce moment, mon savant ami et ancien collègue *Hauréau*, deux fois couronné par l'Institut.

A la fin du dernier siècle, les frères jumeaux *Lacurne de Sainte-Palaye*, donnèrent le même exemple, et l'on doit à leur fraternelle coopération, non seulement les *Mémoires sur l'ancienne chevalerie*, mais encore un glossaire manuscrit en cinquante-six volumes, fouillé journellement par nos érudits contemporains, qui se gardent bien d'indiquer la source féconde de leurs emprunts.

Qui ne se souvient, parmi nous, de l'extrême ressemblance de *M. Alban de Villeneuve*, ancien préfet de Tarn-et-Garonne, avec son frère *François?* Le public montalbanais s'y méprenait à chaque instant et rendait hommage à l'activité prodigieuse de M. le Préfet qu'on voyait partout. A la sortie de son audience, et après l'avoir laissé dans son cabinet, le solliciteur ébahi retrouvait M. le Préfet dans l'allée des *Acacias,* et courait bien vite après lui pour renouveler ses instances. Les deux frères voulurent bien se prêter à jouer les *Ménechmes* dans une soirée intime, et jamais, au théâtre, cette charmante comédie ne produisit une aussi complète illusion.

L'histoire touchante des deux jumeaux de la Réole, les frères *Faucher*, tombés victimes, le même jour, de nos réactions politiques, est dans la mémoire de tous.

Mais de toutes les anecdotes de jumeaux, la plus

curieuse assurément est celle des jumeaux de *Preston*,
qu'on trouve dans l'histoire d'Angleterre au temps des
guerres civiles, et dont le théâtre de l'Opéra Comique
s'est emparé.

Deux frères jumeaux d'une extrême ressemblance, et
qu'une tendresse réciproque unissait dès leur jeune âge,
naquirent à Preston. L'un devint brasseur comme son
père ; l'autre prit la carrière des armes. Les hasards
stratégiques de la guerre civile rapprochèrent le militaire de sa ville natale. Il faisait partie, comme lieutenant d'un détachement placé en observation à quelques
milles de *Preston*. Le désir de revoir une jeune fille qu'il
aimait éperdument, et déjà sa fiancée, lui inspira le fatal
projet de quitter le camp, pendant la nuit, espérant être
assez tôt de retour, le lendemain, pour reprendre son
service. Il confia, heureusement, le secret de cette esca-
pade à un sergent de sa compagnie. Quelques heures
après son départ, l'alerte est donnée, et le détachement
reçoit l'ordre de se mettre en marche, dès le point du
jour, pour surprendre l'ennemi. Le sergent confident
ignore l'asile du couple amoureux. Impossible d'avertir
son lieutenant qui va être déshonoré et fusillé comme
déserteur. Une heureuse inspiration lui vient. Il se rap-
pelle la ressemblance exceptionnelle des deux frères.
Il court à Preston, révèle au brasseur le danger qui
menace son lieutenant et lui propose de le remplacer. Le
pauvre brasseur, très poltron, mais très dévoué à son
frère, n'hésite pas. Arrivé au camp et dirigé par le sergent qui l'accompagne, il endosse l'uniforme et prend son
rang dans la compagnie.

Le détachement se met en marche. Au premier coup
de feu, le cheval du brasseur, mal contenu par une main

inhabile, s'emporte et précipite son cavalier au plus épais des bataillons ennemis. Électrisés par cette charge aussi furieuse qu'involontaire, ses soldats s'élancent à sa suite...... tout est enfoncé, culbuté, et le lieutenant improvisé reçoit sur le champ de bataille la récompense que mérite un fait d'armes aussi inouï ! Il est proclamé capitaine.

Pendant la bataille le véritable lieutenant, rentré au camp, attendait avec anxiété le sort qui lui était réservé. Mais le sergent a tout prévu ; réunis sous la même tente le lieutenant reprend son uniforme et les insignes de son nouveau grade. Le brasseur remonte dans sa carriole, et rentre furtivement à *Preston*, trop heureux d'avoir sauvé, par sa courageuse supercherie, l'honneur et la vie de son frère.

Le cercle de ces anecdotes pourrait s'étendre indéfiniment et sans utilité pour la question que je veux débattre devant vous : j'ai hâte d'y arriver.

Le problème à résoudre, si problème il y a, est celui-ci : Quel est l'aîné de deux ou plusieurs enfants jumeaux ? Est-ce le premier né, ou le dernier ?

Avant de consulter les faits de la vie réelle, j'ai voulu savoir si les traditions mythologiques pourraient me fournir quelque lumière allégorique sur la question, et j'ai dû compulser naturellement tous les documents relatifs à *Castor et Pollux*, ces illustres jumeaux que la fable a placés dans le ciel, où ils jouent un rôle si considérable, après avoir été sur la terre, l'un, le plus habile écuyer, et l'autre, le plus terrible *boxeur* de l'antiquité· Nés de la rencontre, plus ou moins fortuite, de *Léda* et de *Jupiter*, métamorphosé en cygne, ils furent littéralement *pondus* ; et c'est pour cela qu'ils sont souvent repré-

sentés avec une demi-coque d'œuf pour toute coiffure.
Les traditions varient beaucoup sur le mode d'éclosion
des œufs de la mère des *Dioscures*. Si nous en croyons
Horace, *Castor et Pollux* naquirent du même œuf.

> *Castor* gaudet equis : ovo prognatus eodem
> Pugnis.....   (Liv. II, serm. i.)

Mais *Horace* est un auteur bien récent en fait de mytho-
logie, et *Noël Le Comte* a accumulé tant de témoignages
antérieurs au poëte d'Auguste, qu'il faut nécessairement
accepter l'opinion qu'il donne comme la plus générale.
Suivant cette tradition : *Castor et Clytemnestre* sortirent
du premier œuf ; *Pollux et Hélène* du second. A ce titre,
ils ne seraient pas plus jumeaux que les poussins couvés
par la même poule ; qu'ils soient, d'ailleurs, sortis du
même œuf ou d'un œuf différent, rien n'établit l'ordre de
leur naissance et le droit de primogéniture pour l'un
d'eux. Il ne suffirait pas de savoir dans quel ordre ils
ont été pondus, il faudrait encore connaître celui dans
lequel ils sont éclos..... l'ordre d'éclosion ne suit pas nécessairement celui de la ponte.

Si, à défaut de renseignements positifs sur l'ordre de
leur origine, nous consultons ce que les jurisconsultes
appellent la *possession d'état*, nous devons reconnaître
qu'elle est en faveur de *Castor*. Il est placé dans le ciel
avant *Pollux* ; aussi l'ancienne astronomie le nomme-
t-elle toujours *prœcedens Geminorum*. Tous les poëtes
depuis *Homère*, *Virgile*, *Horace*, *Ovide*, *Manilius* jusqu'à
notre *Gentil Bernard* ont dit, quelle que soit l'exigence du
rhythme et de la quantité : *Castor et Pollux*, et jamais
Pollux et Castor. Voilà, certes, un préjugé bien favorable
pour le droit d'aînesse de *Castor*. Mais chose étrange !

ce n'est pas à *Castor*, mais à *Pollux* que *Jupiter* offrit l'immortalité que *Pollux* n'accepta qu'à la condition de la partager avec son frère. Ils vécurent et moururent alternativement tous les six mois. Le privilége d'immortalité valait un peu mieux que le droit d'aînesse, et l'on a peine à comprendre que ce soit au cadet qu'il ait été conféré ! Nous ne pourrions tirer de l'histoire des *Dioscures* qu'une allusion allégorique à l'affection qui d'ordinaire unit les frères jumeaux, et dont un éclatant exemple fut donné par *Amphion* qui brisa sa lyre pour complaire à *Zéthus* son frère jumeau qui n'aimait pas la musique. Horace n'a pas dédaigné de nous conserver ce souvenir.

> Gratia sic fratrum geminorum, *Amphionis* atque
> *Zethi*, dissiluit, donec suspecta severo
> Conticuit lyra. Fraternis cessisse putatur
> Moribus Amphion.

L'union des deux frères jumeaux *Amphion* et *Zéthus* fut troublée jusqu'à ce que l'un d'eux eut imposé silence à sa lyre qui déplaisait à l'autre. On croit qu'en cette occasion Amphion fit ce sacrifice à la tendresse fraternelle (Horat, lib. I, epist. XVIII.)

Que conclure de l'histoire des deux jumeaux de Rome ? *Rémus* était l'aîné selon la tradition, mais *Romulus* le traita en frère cadet de si bonne heure, que la possession d'état ne saurait établir en sa faveur un droit de primogéniture bien reconnu.

Laissons la fable et prenons le côté sérieux de la question.

Le préjugé traditionnel qui attribue le droit de primogéniture à celui des frères jumeaux venu au monde le dernier, si profondément enraciné qu'il subsiste encore dans l'opinion vulgaire, en dépit des protestations de nos jurisconsultes modernes, ce préjugé nous a été légué par l'ancienne jurisprudence. *Claude Henrys*, célèbre jurisconsulte français du XVIIe siècle, et le premier qui, sur les conseils du chancelier *Séguier*, ait travaillé à uniformiser la législation et la jurisprudence française, travail repris depuis par le chancelier *d'Aguesseau*, poursuivi par *Pothier* et accompli par la révolution de 1789, *Claude Henrys* respectait encore assez le préjugé que je combats, pour écrire :

« Mais enfin quelque nombre de jumeaux que l'on « admette lequel doit être réputé l'aîné ? Suivant les « principes de la physique, ce doit être celui qui vient « au monde le dernier, parce qu'il a été conçu le pre- « mier et quand il s'agit de *l'utilité* (c'est-à-dire de son « avantage) d'un enfant, il faut le présumer né dès « le moment de sa conception ; cependant il faut dire « que le premier qui a vu la lumière est l'aîné suivant « l'autorité de l'Écriture-Sainte dans la Genèse qui donne « le droit d'aînesse à Ésaü...... (*Claude Henrys*, suite du « livre VI, quest. 4-6, page 391, tom. V).

L'ancienne jurisprudence, alors que le droit d'aînesse établissait entre les frères une si choquante inégalité, inclinait donc à décider, en cas de naissance de deux ou trois jumeaux, que celui qui venait le dernier à la vie était l'aîné. Cette bizarre décision était fondée à la fois sur les fausses données d'une physiologie peu éclairée, et sur une très fausse interprétation d'une loi romaine dont je mettrai, tout à l'heure, le texte sous vos yeux.

Préoccupée du principe : *Infans conceptus pro nato habetur, quoties de comodis ejus agitur*, c'est-à-dire l'enfant conçu est censé né toutes les fois qu'il s'agit de ses intérêts, elle voulait régler le droit de primogéniture entre les jumeaux, non sur l'ordre et la succession de leur naissance, mais sur l'ordre présumé de leur conception dans le sein de la mère (1).

Je me garderai bien d'analyser devant vous les théories bizarres et contradictoires exposées par d'anciens physiologistes sur cet insondable mystère, et de faire sourire mes collègues les plus compétents, en recherchant :

Si la grossesse double doit être attribuée à ce que deux *ovules* se sont détachés de *l'ovaire*, ou bien à ce que le même œuf renferme deux *vitellus* ? En me demandant : quelles conséquences on peut tirer du fait que chaque *ovule* a sa *caduque*, son *chorion*, son *amnios*, son *placenta* ; et du cas contraire où ses enveloppes sont doubles, à l'exception de la *caduque* qui est unique ?

Il me suffit de savoir que les physiologistes de nos jours, qui n'admettent plus que les faits constatés et démontrés par l'observation, rejettent toutes les hypothèses imaginaires, et déclarent unanimement qu'il est absolument impossible de déterminer l'ordre de préconception des fœtus dans le sein de la mère, et conseillent de ne tenir compte que de l'ordre de leur avénement à la vie.

Quelque rapprochée que soit quelquefois la naissance des jumeaux, ils ne peuvent jamais naître que l'un après l'autre. Celui qui naît le premier est l'aîné : *anteà natus* ;

_____

(1) Consultez sur les données de cette ancienne physiologie, en ce qui touche la conception et la naissance des jumeaux, *Menochius*, de presumpt, livre VI, page 51. *Boerius*, Decis. quæst. 148. *Zachias* quæst. medicolegales, livre I, tit. 2, quæst. 8. *Acaranza* de partu, cap. 6, n. 19, 20 et 21, et cap. 18 per totum.

le second est le puiné : *postea natus*, conformément à l'étymologie de ces deux mots.

Voici comment s'expriment à cet égard les auteurs du grand dictionnaire des sciences médicales, tom. XXVI, page 503, à l'article *jumeaux*.

« Lorsque des droits, des prérogatives étaient attachés
« à la primogéniture mâle, les tribunaux ont eu quel-
« quefois à décider auquel, du premier ou du dernier
« sorti du sein de sa mère, appartenait le droit d'aînesse.
« Outre qu'il est probable que les deux enfants ont été
« formés dans le même instant, le premier sorti le
« réclamait avec raison comme ayant vu le jour le
« premier..... Les prétentions de celui qui était sorti en
« dernier lieu du sein de sa mère reposaient sur deux
« données purement hypothétiques. Il fallait d'abord
« avancer que les enfants jumeaux sont conçus en des
« temps différents, ce qui est plus qu'invraisemblable,
« lorsqu'ils sont enfermés dans le même *chorion* et le
« même *amnios*. Cette première hypothèse accordée, il
« fallait ensuite soutenir, avec moins de fondement
« encore, que le premier formé occupant le fond de
« l'uterus, ne pouvait se présenter qu'après la sortie de
« l'autre qui se trouvait placé au-devant de lui ; mais
« cette assertion est contraire à ce qu'apprend l'expé-
« rience relativement à la manière dont les jumeaux
« correspondent à l'orifice de la matrice ; le plus sou-
« vent ils sont placés parallèlement de manière à pré-
« senter tous les deux la tête ou bien l'extrémité
« abdominale, ou bien l'un présente la tête pendant
« que l'autre est ployé de manière à offrir l'une des
« régions de son extrémité inférieure. Dans ce cas, si
« l'un avance avant l'autre, cela dépend uniquement de

« cé que les contractions de l'utérus portent plus exac-
« tement sur celui qui vient se présenter en premier
« lieu ; dans un autre mode de contraction, il eût pu ne
« sortir que le dernier.

« Toutefois, ajoutent les mêmes auteurs, le vulgaire,
« toujours enclin à croire qu'il est facile de pénétrer les
« mystères de la nature, pense assez communément, dans
« le cas de grossesse composée, que l'enfant qui vient le
« dernier au monde est le premier formé. »

Ce préjugé, Messieurs, grâce aux traditions de l'ancienne jurisprudence, est tellement enraciné parmi nous
que l'employé préposé à la tenue des actes de l'état civil
à Montauban, que j'ai eu l'occasion de consulter, m'a
déclaré, que s'il négligeait de demander dans quel ordre
les enfants jumeaux étaient nés, et se bornait à cette
simple question : Quel est l'aîné ? c'était toujours le
second qu'on lui désignait sous ce titre.

Un fait remarquable, et cette circonstance a déterminé le choix de la lecture que j'avais à vous faire, s'est
presque passé sous mes yeux, et m'a démontré que
l'ancienne jurisprudence conservait son empire sur les
meilleurs esprits.

Dans le département des Landes, le conseil de révision
a décidé assez récemment que ce serait le second et non
le premier de deux jumeaux qui profiterait de l'exemption accordée par la loi de recrutement, du 21 mars
1832, au jeune conscrit qui a un frère sous les drapeaux.
D'autres ont décidé dans un sens contraire, et comme
les résolutions des conseils de révision sont souveraines,
elles ont dû recevoir leur application quoique diamétra-
lement opposées. En cette occasion, et grâce à cette

divergence d'opinions, l'égalité devant la loi a complétement disparu.

Une circulaire du 11 juin 1819 (journal militaire, premier semestre, page 462) et une lettre ministérielle du 14 avril 1848 (n° 333), déclarent il est vrai, « que « lorsque deux frères concourant au même tirage sont « jumeaux, et lorsque les actes de naissance établissent « un rapport d'antériorité, l'exemption est acquise à celui « qui a vu le jour le premier; que si les actes n'établis- « sent pas ce rapport il y a lieu d'exempter celui qui « ayant le numéro le plus élevé est appelé à se prévaloir « de l'appel déjà fait du numéro de son frère » (1), ce qui équivaut dans le cas d'incertitude absolue au règlement du droit par la voie du sort.

Mais la cour d'appel de Toulouse, par un arrêt du 20 janvier 1844, a jugé, avec raison, que c'est par les tribunaux civils, et non par les tribunaux administratifs, que doit être décidé auquel des deux frères jumeaux fils de veuve, appelés la même année au recrutement, appartient la qualité d'aîné.

Les instructions, les circulaires et les décisions ministérielles ne sauraient donc suppléer, en cette matière, au silence et à l'obscurité de la loi. C'est un remède légal et non réglementaire qu'il faut chercher.

Les instructions, d'ailleurs, sont loin d'avoir tout prévu.

Un fait très compliqué s'est produit dans le canton de Bray, département de la Somme. Au tirage de 1866,

---

(1) Recueil méthodique des dispositions qui règlent le recrutement de l'armée, n° 277, page 119, par *Corriger* et *Boyer de Sainte-Suzanne*, recrutement, tirage et révision, page 257.

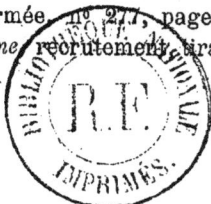

trois jumeaux fils de femme veuve ont dû se présenter le même jour. A qui devait profiter l'exemption de fils aîné de veuve ? Au troisième, suivant la doctrine du conseil de révision du département des Landes et de quelques autres; au premier, selon la seule doctrine admissible, comme j'essaierai de le démontrer tout à l'heure.

Un fait plus embarrassant encore s'est présenté en 1867 dans un autre département. Deux jumeaux d'une première couche et deux jumeaux d'une seconde ont été appelés tous les quatre à participer au même tirage, ce qui s'explique tout naturellement puisqu'ils sont nés, tous les quatre, dans le courant de la même année.

Le Moniteur de l'armée, appelé à s'expliquer sur l'application de la loi de recrutement à des cas aussi imprévus, a résolu la question sans tenir compte de l'incertitude du droit ou du fait de primogéniture entre les trois ou les quatres frères jumeaux. Il a supposé qu'aucune difficulté ne pouvait s'élever à cet égard, et la solution qu'il a donnée ne saurait résoudre celle qui nous occupe (1).

(1) Tirage au sort de trois jumeaux. — Nous avons annoncé ce fait qui soulevait une question d'interprétation de la loi du recrutement dont la solution est donnée en ces termes par le *Moniteur de l'armée :*

« Nous avons reproduit, d'après un journal, un article relatif
« à trois jumeaux, fils de femme veuve, qui doivent subir les
« chances du sort au prochain tirage dans le canton de Bray
« (Somme).

« Cet article pouvant donner lieu à une interprétation erronée
« de la loi du recrutement, il nous paraît utile d'expliquer comment la question doit être résolue.

« Le premier frère sera exempté comme fils aîné d'une femme
« veuve, mais le troisième, aussi bien que le second, devra être

N'est-il pas indispensable de faire cesser toute incertitude à ce sujet?

La question que j'examine a-t-elle peu d'importance dans la pratique?

On incline assez généralement à le croire, et le *Dictionnaire abrégé des sciences médicales* la tranche un peu cavalièrement. « Depuis l'abolition du droit d'aînesse, « dit-il (tom. X, page 297), la question de savoir auquel « des deux jumeaux appartient ce droit a perdu tout « son intérêt et ne mérite pas qu'on s'y arrête. »

Et pourtant, si je parcours rapidement toutes les hypothèses dans lesquelles l'incertitude du droit ou du fait de primogéniture entre les jumeaux peut susciter de graves difficultés, on reconnaîtra bien vite la nécessité d'y pourvoir, à la fois, par une législation plus précise et par de nouvelles instructions sur la tenue des actes de l'état civil.

Quelles sont ces hypothèses?

Celle de l'exemption du service militaire accordée au *fils aîné* de veuve par la loi du 21 mars 1832 sur le recrutement.

Celle de l'exemption accordée au conscrit qui a un frère aîné sous les drapeaux.

Celle du paragraphe 5 de l'article 13 de la même loi qui exempte également du service : « le plus âgé des « deux frères appelés à faire partie du même tirage

« compris dans le contingent. En effet, le premier frère ayant « obtenu l'exemption à un autre titre que pour infirmité, cette « exemption donnera lieu à la déduction prévue par l'avant-der- « nier paragraphe de l'article 13 de la loi du 21 mars 1832, et, « par conséquent, le troisième ne saurait être admis à bénéficier « de la présence sous les drapeaux du deuxième frère. »

« (c'est le cas forcé de tous les jumeaux) et désignés « tous les deux par le sort, si le *plus jeune* est reconnu « propre au service. »

Celle de l'article 722 du code Napoléon pour la présomption de survie entre les personnes appelées à la succession l'une de l'autre, périssant dans un même événement sans qu'on puisse reconnaître laquelle est décédée la première.

Celle de l'article 906 du même code, qui permet de donner à l'*enfant conçu* dans le cas où le testateur, prévoyant la naissance de deux jumeaux, donnerait à l'aîné d'entr'eux.

Celle d'une disposition testamentaire en faveur de l'aîné de deux jumeaux sans autre désignation.

Enfin la plus redoutable de toutes les hypothèses, la nécessité de régler l'ordre de succession au trône entre deux princes jumeaux.

Je pourrais étendre le cercle de ces hypothèses; celles que j'indique, et dont j'expliquerai les difficultés, en cas d'incertitude du droit d'aînesse, suffisent pour faire apprécier l'importance de la question.

Il y a deux sources d'incertitude auxquelles il est indispensable, selon moi, de remédier en les tarissant.

Celle qui résulte de la divergence doctrinale sur l'attribution du droit de primogéniture au premier ou au dernier des frères jumeaux, c'est l'incertitude du droit.

Et une autre qui peut résulter du défaut de constatation de l'ordre des naissances dans les actes de l'état civil, et que j'appelle l'incertitude du fait.

Le code Napoléon se tait sur la question qui nous occupe et ne semble l'avoir prévue dans aucune de ses

dispositions. Toutefois, il l'à résolue d'une manière impli-
cite, mais bien insuffisante par l'article 57 qui porte :
« L'acte de naissance énoncera le jour, l'heure et le lieu
« de la naissance, le sexe de l'enfant et les prénoms qui
« lui seront donnés, etc., etc. » Cet article exigeant la
constatation du jour et de l'*heure* de la naissance,
et les jumeaux n'arrivant jamais simultanément *(uno
impetu)* (1), mais successivement à la lumière, il en
résulte que l'ordre de primogéniture est tout aussi
matériellement déterminé entre les jumeaux par la différence de quelques minutes, qu'il peut l'être entre d'autres frères par la différence d'une ou de plusieurs années.

L'expérience a prouvé, malheureusement, l'insuf-
fisance de ces dispositions puisque, d'une part, l'ancienne
jurisprudence a prévalu trop souvent depuis la publi-
cation du Code, et que, d'autre part, les actes de l'état
civil ont été très irrégulièrement tenus en cette matière.
Le plus souvent ces actes, quand ils sont rédigés sépa-
rément, ne mentionnent qu'une heure identique sans
tenir compte de l'ordre dans lequel les jumeaux sont
nés. Quelquefois, et ce cas se renouvelait fréquemment
comme le prouvent les registres que j'ai consultés, on
ne rédigeait qu'un seul acte pour les deux jumeaux
comme s'ils étaient nés simultanément à la même heure,
à la même minute.

---

(1) Le fait rapporté par Mme de Sévigné dans sa lettre du 13
mars 1671 est donc matériellement impossible.

« Nous avons été voir, dit-elle, à la foire une grande diablesse
« de femme..... elle accoucha l'autre jour de deux gros enfants
« *qui vinrent de front*, les bras aux côtés : c'est une *grande* femme
« tout-à-fait. » Les deux enfants ont pu se *présenter de front ;* mais
ils n'arrivent au jour que l'un après l'autre.

Je saisis cette occasion de rendre justice à la parfaite régularité avec laquelle sont rédigés les actes de l'état civil de la ville de Montauban par M. *Delbosc*, chargé de ce service, particulièrement en ce qui touche la constatation de la naissance des jumeaux, et j'arrivais bien à propos pour lui rendre ce témoignage, car on venait d'enregistrer trois naissances doubles le jour où je me présentais à son bureau. Mais le zèle et l'intelligence d'un employé ne sauraient garantir le zèle et l'intelligence de tous les autres, et des instructions formelles, précises, sanctionnées par une pénalité, sont ici nécessaires comme pour toutes les autres prescriptions de la loi.

Je persiste donc à penser que le préjugé que nous a légué l'ancienne jurisprudence, ne cédera que devant une rédaction nouvelle des articles 57 et 722 du Code Napoléon, tout en reconnaissant que ce préjugé, comme l'avaient déjà reconnu *Denizart* et *Pothier*, n'avait aucun fondement sérieux, et que l'ancienne jurisprudence n'était pas unanimement accepté. Mais si quelques jurisconsultes, et parmi eux les plus éminents, la combattaient, l'opinion contraire semble avoir toujours prédominé.

Sur quoi se fondait-elle? Il est temps de le rechercher.

D'abord, comme je le disais en commençant, sur des données physiologiques dont l'incohérence et l'absurdité, combattues de tout temps, ont été souverainement condamnées par la science moderne. Les uns faisaient dépendre le droit d'aînesse du fait prétendu de la préconception ; ils affirmaient que le premier enfant conçu au fond de la matrice devait naturellement sortir le dernier : il était donc l'aîné quoique venu au jour le second, et cette induction s'appliquait aux naissances triples, comme aux grossesses doubles, et dans ce cas c'était le troisième qui était l'aîné.

Les autres voulaient faire dépendre le droit d'aînesse de la différence de volume que présentent presque toujours, en naissant, les jumeaux (différence qui s'efface peu de jours après) et décidaient que le plus gros était l'aîné.

S'il était vrai, comme le prétend *Hippocrate* (1), que le fœtus mâle se développe plus promptement que le fœtus femelle, à ce point, qu'au bout de trente jours, toutes les parties du corps mâle sont apparentes, et que celles du fœtus femelle ne le sont qu'au bout de quarante-deux jours, on pourrait, tout au plus, induire de cette donnée, dans le cas d'une double naissance de sexe différent, que le mâle doit toujours être présumé l'aîné quel que soit l'ordre de son avénement à la vie..... Mais cette opinion du père de la Médecine, dont les notions anatomiques et physiologiques laissaient bien quelque chose à désirer, n'est pas plus admise que les rêveries physiologiques du moyen âge. Les oracles de cette science toute conjecturale étaient d'ailleurs bien loin d'être d'accord, et si, selon l'usage, les plus ignorants étaient les plus affirmatifs, ils n'étaient jamais parvenus à dégager de leurs théories inconciliables une formule précise qui pût servir de base à la législation.

Aussi, les jurisconsultes, laissant les enfants *d'Esculape* se perdre dans le dédale de leur physiologie devinatoire, s'étaient-ils adressés à cet éternel monument que

(1) Cité par Buffon, *Histoire naturelle des animaux*, tome XII, page 469.

toutes les législations modernes ont salué du titre mérité de *raison écrite* ou Droit romain. Et vous allez voir, Messieurs, combien les meilleurs esprits se contentent de peu quand il s'agit d'étayer une opinion favorite d'arguments empruntés à une source respectable !

Je vais mettre le texte invoqué sous vos yeux en essayant de vous faire partager toute ma stupéfaction. Veuillez en bien peser les termes pour vous assurer que j'en ai bien saisi le sens. Je suis tellement surpris qu'aucun commentateur, à commencer par *Accurse* et *Aleiat*, et à finir par *Gui Cóquille* et *Pothier*, n'ait relevé l'inadvertance des jurisconsultes favorables au droit d'aînesse des cadets, que je me prends à douter moi-même de mon interprétation, et si j'ai ressenti, d'abord, la joie d'un érudit inexpérimenté qui croit avoir fait une découverte, j'ai bien vite éprouvé les terreurs d'un ignorant exposé à prendre le *Pirée* pour un nom d'homme !

Vous en jugerez.

Tous les jurisconsultes qui maintiennent l'ancienne jurisprudence, s'appuient du texte de la loi XV, titre V, livre I du Digeste *de Statu hominum*. La rubrique porte : *De partuum dinumeratione, lib. X. Tryphoninus, de disputat.*

Cette loi porte :

« *Arescusa, si tres pepererit*, libera esse testamento jussa,
« primo partu unum, secundo tres peperit ; quæsitum
« est : an et quis liber esset ? hæc conditio libertati
« adposita jam implenda mulieri est : *sed non dubitari*
« debet quin *ultimus* liber nascatur, nec enim natura
« permisit simùl uno impetu duos infantes de utero
« matris excedere : ut ordine incerto nascentium non

« appareat, uter in servitute libertateve nascatur. In-
« cipiente partu existens conditio efficit ut ex libera
« edatur quod posteà nascitur : veluti si quælibet alia
« conditio libertati mulieris adposita, parturiente eà
« existat ; vel manumissa sub hâc conditione, *si decem*
« *millia hæredi Titiove dederit*, eo momento quo parit,
« per alium impleverit conditionem, jam libera peperisse
« credenda est. »

C'est-à-dire en français :

« Un maître par son testament ordonnait de déclarer
« libre son esclave *Arescusa* lorsqu'elle aurait accouché
« de trois enfants. Elle en eut un de la première couche
« et trois jumeaux de la seconde. On demande si l'un de
« ces trois derniers est né libre, et lequel ? *Arescusa* a
« bien rempli la condition à laquelle sa liberté était
« attachée, et il n'est pas moins certain que celui de ces
« enfants qui est né le dernier est né libre, car la nature
« n'a point permis qu'il en soit sorti deux à la fois de
« son sein, pour rendre incertain lequel serait né libre
« ou esclave. L'accouchement étant commencé, dès que
« la condition a été remplie, il en résulte que celui
« qui naît postérieurement à son accomplissement est
« né d'une mère libre. Comme si on eut imposé à la
« liberté d'une femme esclave toute autre condition, par
« exemple celle de payer en accouchant à l'héritier ou
« à *Titius,* dix mille sesterces, et qu'elle eut, l'accou-
« chement commencé, fait payer par autrui cette somme,
« elle serait censée libre au moment où elle accou-
« cherait. »

La loi XVI du même titre confirme cette décision.

« *Idem erit si eadem Arescusa primo duos pepererat,*
« *postea geminos ediderat : dicendum est enim non posse*

« dici utrumque ingenuum nasci sed eum qui posterior
« nascitur *quæstio ergo facti* potius est non *juris* (1. XVI,
« Ulp. lib. VI, Disput.) »

C'est-à-dire :

« Il en est de même si *Arescusa* a eu deux enfants de
« ses couches précédentes, et qu'elle accouche ensuite
« de deux jumeaux ; on ne peut pas dire que les deux
« derniers sont nés libres, mais seulement le quatrième;
« c'est donc une question de *fait* et non de *droit*. »

Vous connaissez l'histoire du Digeste ou plutôt de sa
composition. L'empereur Justinien, désirant codifier les
nombreuses décisions éparses dans les divers traités de
jurisprudence, qu'on désignait sous le titre de *responsa
prudentium*, chargea *Tribonien*, célèbre jurisconsulte de son
temps, qui s'adjoignit seize collaborateurs, d'extraire de
ces ouvrages, s'élevant au nombre de deux mille, toutes
les décisions qu'il leur paraîtrait utile de conserver, et
donna force de loi, par une constitution particulière, à
cet immense abrégé qu'il appela *Digeste* ou *Pandectes* (1).
Les auteurs de cette collection, préoccupés de ne rien
négliger d'essentiel, poussèrent un peu loin la complai-
sance et admirent trop souvent des extraits qui s'appli-
quaient à des espèces bizarres, futiles et plus propres à
exercer la subtilité des ergoteurs de droit, qu'à poser
des règles, énoncer des principes, déduire des conséquences propres à diriger la conscience du magistrat.
Et dût-on m'accuser d'hérésie, et m'imputer le crime de

____

(1) Voir sur la manière dont il fut procédé à la rédaction des
Pandectes le travail de *Blume* (1818), qui a consigné le résultat
de ses longues et ingénieuses recherches dans le tome IV de la
Zeitschrift für geschichtliche Rechtswissenschaft de Savigny.

lèze-majesté du *Corpus juris civilis*, j'ose croire que les plus fervents interprétes du droit romain, les *Hotman*, les *Duaren*, les *Cujas*, les *Godefroy* n'ont pas poussé l'idolâtrie des textes jusqu'à les confondre dans une commune et indistincte vénération. Ils ont éu grand soin, au contraire, d'en faire ressortir, en toute occasion, l'importance relative, et de ne jamais attribuer à l'appréciation isolée d'une espèce particulière et trop souvent chimérique, ou du moins très exceptionnelle, la valeur d'une règle fondamentale ou d'un principe de droit. Ils ont dû même tenir compté de l'autorité plus ou moins décisive, qui devait s'attacher à l'opinion des jurisconsultes mis à contribution par les compilateurs du *Digeste*, et n'ont jamais mis sur la même ligne les *Papinien*, les *Ulpien*, les *Modestin* par exemple, et les légistes obscurs auxquels on a fait çà et là quelques emprunts sans importance.

Or, l'auteur de la loi, ou pour mieux dire de l'extrait qui nous occupe, *Tryphoninus*, et j'en appelle ici au témoignage des savants magistrats qui m'écoutent, est, à coup sûr, le moins connu et le moins cité de tous les jurisconsultes du *Digeste*. *Claude Ferrière*, dans son histoire du droit romain, le signale comme le moins important de tous, et remarque qu'on trouve à peine, dans les cinquante livres du *Digeste*, deux ou trois textes insérés en son nom !

Et voilà pourtant l'oracle, le seul oracle, qu'on invoque pour justifier une opinion qui renverse l'ordre de la nature et des faits !

Me trouverez-vous trop irrévérent à l'égard de *Tryphoninus*, et me condamnerez-vous à le respecter à l'égal de *Papinien* de qui l'empereur *Valentinien* III disait qu'à nombre égal de suffrages son opinion devait l'emporter :

vinceret Papinianus ; à l'égal *d'Ulpien,* dont *Cujas* avait recueilli tous les extraits, jusqu'au moindre vestige, pour en composer un seul corps de droit qu'il recommandait à l'étude spéciale et assidue de ses élèves ; à l'égal de *Modestin,* dont les humanistes ont signalé l'élégante latinité ?..... J'y consentirais sans peine, et la loi *Arescusa* n'y gagnerait rien, ou plutôt ceux qui l'invoquent n'en seraient pas moins convaincus d'inconséquence et de légèreté.

En effet, *Tryphoninus* a-t-il dit ce qu'on voulait lui faire dire ?

La simple lecture de son texte a dû vous expliquer qu'il ne s'agissait que d'une espèce bizarre et très certainement d'une application très exceptionnelle. Elle suppose la naissance de trois jumeaux. Or, comme nous l'avons établi d'après Béraud (tom. II, page 431), les grossesses triples ne sont que dans la proportion de 5 sur 35,441.

Voilà donc une hypothèse prise du cas le plus rare pour résoudre les conséquences du fait le plus général ; hypothèse qui suppose nécessairement la naissance de quatre enfants, et qu'on appliquerait au cas où il en naîtrait seulement deux.

Et d'ailleurs quel rapport y a-t-il entre l'hypothèse posée par *Tryphoninus* et la détermination du droit d'aînesse ?

Le testateur a déclaré qu'*Arescusa* serait libre après la naissance du troisième enfant. Un enfant était né d'une première couche. *Tryphoninus* suppose qu'elle accouche plus tard de trois jumeaux. Il décide avec raison qu'après la naissance des deux premiers jumeaux' la condition du testament étant remplie, *Arescusa* est devenue libre et a conséquemment accouché d'un enfant libre en mettant au monde le troisième jumeau.

Il en est de même pour le cas de la loi XVI, qui suppose la naissance antérieure de deux enfants, et la naissance postérieure de deux jumeaux. Après la naissance du premier jumeau de la dernière couche, le troisième enfant est survenu, la condition est remplie, comme dans le cas de la loi XV, et c'est le second de cette dernière couche, c'est-à-dire le quatrième, qui se trouve libre parce qu'il est mis au monde par une mère devenue libre.

Il ne s'agit donc pas dans cette loi *Arescusa* de l'ordre de primogéniture entre les jumeaux, mais uniquement de déclarer quel est celui des quatre enfants dans les deux espèces indiquées par les lois XV et XVI *de Statu hominum* à qui devait être conféré le privilége de l'ingénuité (1). *Tryphoninus*, loin de renverser l'ordre des naissances, le maintenait, au contraire, très rigoureusement, et le quatrième enfant d'*Arescusa* devenait libre précisément parce qu'il n'était venu au monde que le quatrième.

Comment comprendre, comment expliquer qu'on ait pu induire de ce texte, qui ne s'appliquait qu'à une hypothèse déterminée et qui maintenait l'ordre des naissances, une conséquence qui le renversait en décidant arbitrairement que l'aîné des deux jumeaux serait celui qui naîtrait le second.

En voici la seule explication plausible :

---

(1) La loi romaine appelait *ingénu* tout enfant né d'une femme libre, alors même qu'elle aurait perdu la liberté postérieurement à l'accouchement, ou n'aurait pas été affranchie de fait alors qu'elle devait l'être légalement. L'injustice dont la mère aurait pu souffrir ne pouvait jamais préjudicier au droit de l'enfant.

Obligés de renoncer aux arguments physiologiques, les partisans du droit d'aînesse conféré au second des deux jumeaux trouvèrent dans le *Digeste* cette loi *Arescusa* qui, pour se conformer à l'ordre successif des naissances (il faut toujours le répéter), conférait dans une espèce donnée le privilége de l'*ingénuité* à l'enfant puîné, et, frappés de l'analogie qu'ils croyaient reconnaître entre le privilége de l'*ingénuité* chez les Romains, et le privilége du droit d'aînesse chez les modernes, firent ce singulier raisonnement : Puisque à Rome la loi *Arescusa* a décidé que le dernier des jumeaux serait déclaré *ingénu*, nous devons décider que chez nous le dernier des jumeaux sera l'aîné, et cette interprétation admise sans discussion, elle ne pouvait l'être autrement, car la simple lecture attentive du texte devait la renverser, passa de main en main sans provoquer un examen sérieux et finit par prévaloir.

Chose plus étange ! ceux-là même qui ont combattu cette doctrine dans le dernier siècle, *Lebrun*, *Dumoulin* et *Pothier*, en citant eux-mêmes la loi *Arescusa*, ont négligé de démontrer la fausseté de son application ; et si ce n'était le respect que je dois à de si hautes renommées, j'affirmerais qu'ils ne l'ont jamais lue ! Faut-il s'en étonner quand nous trouvons dans un livre de nos jours, dans le *Manuel de droit français*, de *Paillet* (note 2, page 174), l'annotation suivante au bas de l'article 722 du code Napoléon. « La loi *Arescusa*, *de Statu hominum*, accordait la « présomption de survie à celui qui était sorti du « sein de la mère le second. » Il faut espérer pour M. *Paillet* qu'il citait aussi cette loi sans l'avoir lue, car son interprétation serait la plus étrange de toutes ; la présomption de survie, dont nous nous occuperons tout à l'heure, n'entrait pour rien dans les préoccupations de Tryphoninus (1).

Il est d'autant plus singulier que la fausse interprétation de la loi *Arescusa* ait prévalu si longtemps que l'auteur de la loi XVI, *Ulpien*, auteur respectable cette fois, avait eu soin de remarquer, en termes exprès, qu'il s'agissait d'une question de fait et non d'une question de droit ; il semblait, en vérité, avoir prévu l'abus qu'on pourrait faire du texte de *Tryphoninus* et essayé vainement de le prévenir.

Je n'ignore pas qu'une certaine école a prétendu expliquer ou excuser les emprunts détournés et très souvent illogiques faits à la loi romaine par des esprits avancés qui, désespérant d'obtenir le progrès d'une législation que le maintien des traditions barbares voulait immobiliser, s'avisaient de placer leurs idées nouvelles sous la protection d'un texte romain, plus ou moins appliquable, mais toujours respecté. C'est ainsi qu'on démontre que les règles : *Is pater est quem nuptiæ demonstrant* ; *Res perit domino etc.*, etc, n'ont pas dans le texte des *Pandectes*, d'où elles ont été extraites, le sens qu'elles ont

(1) La loi *Arescusa* joue de malheur ; elle est toujours citée par des gens qui ne l'ont pas lue ! Un jeune érudit, M. *Marius Topin*, qui prétend avoir pénétré le secret de l'*Homme au masque de fer*, écrit dans le *Correspondant*, 4e livraison du 25 février 1869, qu'aucún doute ne s'est élevé sur la question qui nous occupe et n'a pu *ébranler* des *convictions* basées sur des textes indiscutables... Et M. Marius Topin cite, à l'appui de son opinion, cette même loi dont il ignore jusqu'au titre, car il la nomme la loi *Aréthusa!* et malheureusement ce ne peut être une faute d'impression, puisqu'on lit au Digeste une loi qui parle d'*Aréthusa* et de tout autre chose, et que M. Marius Topin a tout aussi peu lue que la loi *Arescusa !*

dans l'application du droit moderne; et l'on essaie de prouver que c'est sciemment que les commentateurs, les plus en avant de leur siècle, ont, dans une foule de cas, tiré de fausses conséquences, ou du moins des conséquences forcées de plusieurs textes qu'ils comprenaient mieux que nous, mais qu'ils affectaient de mal comprendre pour en faire d'utiles et progressives applications.

Cette subtile théorie que j'expose et ne juge pas et développée surtout par *Péres* ou *Pérésius*, commentateur du code de Justinien au XVIIe siècle, ne saurait, dans tous les cas, s'appliquer à l'abus fait du texte de la loi *Arescusa*, car il ne s'agissait pas de faire découler une vérité utile d'une interprétation erronnée, mais de justifier une absurdité véritable par l'autorité d'un texte controuvé.

Remarquons, en passant, que ceux qui faisaient ainsi mentir un texte si clair pour accréditer leur doctrine laissaient à l'écart une autorité bien autrement respectable, la tradition biblique qui tranchait souverainement la question, comme l'indiquait plus tard *Claude Henrys*. *Ésaü* et *Jacob* étaient jumeaux. Le verset 25 du 25e chapitre de la Genèse établit : qu'*Ésaü* sortit le premier du sein maternel; que *Jacob* sortit ensuite *tenant de la main le talon de son frère*. Les versets suivants constatent le droit d'aînesse d'*Ésaü* et racontent comment il fut entraîné à le vendre à son frère *Jacob*.

Ceci est un peu plus clair et plus décisif que l'hypothèse compliquée de *Tryphoninus*.

Pour épuiser la série de textes applicables à la question, je demande grâce pour une dernière citation qui achève de démontrer l'erreur de ceux qui s'appuient du droit romain pour justifier la primogéniture *des puînés*.

Méfiez-vous un peu de l'argument, car c'est une découverte toute personnelle que j'ai faite en fouillant ce vaste répertoire des *Pandectes*. J'ai été si peu nourri dans ce sérail que j'en *connais peu* les *détours*..... Mais c'est *Ulpien* qui va parler, et vous savez déjà le respect profond que m'inspirent ses décisions.

Il dit dans la loi X, liv. XXXIV, t. V, § I, *de personà incertà.*

« Si ita libertatem acceperit ancilla, si primum marem
« pepererit, libera esto, et hæc uno utero marem et
« feminam peperisset : si quidem certum est quid prius
« edisset, non debet de ipsius statu ambigi, utrum libera
« esset. Sed nec filiæ, nam si postea edita est, erit inge-
« nua. Sin autem hoc incertum est, nec potest, nec per
« subtilitatem judicialem manifestari, *in ambiguis rebus*
« *humaniorem sententiam sequi oportet*, ut tam ipsa liber-
« tatem consequatur quam filia ejus ingenuitatem quasi
« per præsumptionem priore masculo edito. »

Je traduis :

« Si la liberté a été accordée à une femme esclave, à
« la condition que le premier enfant qui naîtra d'elle
« soit un enfant mâle, et qu'elle ait accouché à la fois
« d'un fils et d'une fille ; si l'ordre dans lequel ces en-
« fants sont nés est certain il ne saurait y avoir d'am-
« biguité pour l'état de la mère. Il ne saurait y en avoir
« pour la fille, car si elle est née la seconde elle est
« *ingénue*. Mais si l'ordre des naissances est incertain, et
« ne peut être manifesté par aucune subtilité de droit,
« il faut suivre dans le cas douteux l'avis le plus favo-
« rable : la mère et la fille seront également libres par
« cette présomption que l'enfant mâle est né le pre-
« mier. »

3

En effet, la naissance première de l'enfant mâle accomplit la condition ; la mère est libre et la fille naissant d'une mère libre est *ingénue*.

Cette loi vient donc confirmer le principe de la loi *Arescusa* qui tient compte de l'ordre naturel des naissances, au lieu de le renverser, lorsque cet ordre est constaté, et n'accorde la présomption de naissance de l'un d'eux que dans les cas absolument ambigus et par un principe d'humanité, comme dit le texte que le mot *favorable* rend imparfaitement. C'est l'application de la maxime *favores ampliandi*. Ce nouveau texte établit donc la parfaite concordance des trois lois que j'ai rapportées et exclut plus formellement encore la fausse interprétation que je combats.

Pour faire excuser auprès de vous le ton affirmatif que j'ose prendre dans cette modeste dissertation, que mon incompétence personnelle doit vous rendre fort suspecte, je ne dois pas négliger de vous dire que M. le Procureur-Général Dupin se trouvant au sein de ma famille, dans les Landes, à l'époque où fût rendue la décision du conseil de révision que j'ai rappelée plus haut, je lui soumis naturellement la question. Il la jugea bien vite et blâma la solution intervenue. Il ajouta : Je sais bien qu'il y a une loi romaine. — La loi *Arescusa*, lui dis-je aussitôt? — Précisément. — Mais elle dit justement tout le contraire. — Je mis la loi sous ses yeux ; il remonta ses lunettes sur son front, lut et relut plusieurs fois le texte de *Tryphoninus* et finit par me dire : C'est singulier, j'aurais juré que la loi *Arescusa* pouvait fournir un prétexte, mais elle n'en offre aucun ; et puisqu'il se trouve encore des gens qui l'invoquent, il faudra que je m'occupe de cette question.... Hélas ! il

n'en eut pas le temps ; il mourut quelques mois après.
Me pardonnerez-vous d'avoir pu croire que je ne me
trompais pas trop grossièrement après l'avis d'un tel
maître !

Aussi, loin de croire que l'esprit de la loi romaine,
qui d'ailleurs ne reconnaissait pas de droit d'aînesse,
fut favorable à la doctrine qui met le second des jumeaux
à la place du premier, j'inclinerais plutôt à penser que
l'opinion vulgaire à Rome n'admettait entre eux aucun
ordre de primogéniture.

Plaute est de tous les écrivains de Rome celui qui nous
a laissé le plus de détails esthétiques sur la vie privée,
les mœurs, les habitudes et les opinions vulgaires de
son temps. Si les sujets qu'il traitait étaient d'origine
grecque, les personnages, les caractères, le dialogue,
l'appareil scénique, le costume en un mot de ses com-
médies étaient essentiellement romains. Ses écrits sont
une mine féconde incessamment fouillée par tous ceux
qui essaient de reproduire quelques reflets de cette civi-
lisation qui présageait la fin de la république et servit
dé transition à l'empire.

Me rappelant que sa comédie des Ménechmes était
fondée sur les méprises causées par l'extrême ressemblance de deux frères jumeaux, j'ai eu la curiosité de
la relire. C'est certainement une des meilleures et dés
plus régulières ; elle a même cela de particulier que c'est
peut-être la seule de son théâtre où paraîsse une honnête
femme.... Mais il ne s'agit pas de l'appréciation du poëte ;
c'est son témoignage que je veux invoquer.

Dans la scène de la reconnaissance, au dénouement
(acte V, scène 9), *Messenion*, esclave de *Menechme Sosiclès*,
définit ainsi les jumeaux :

Spes mihi est, vos inventurum fratres germanos duos
' Geminos, unà matre natos, et patre uno uno die.

J'espère découvrir que vous êtes deux frères jumeaux, nés
d'une seule mère, d'un seul père, et du même jour.

Ces trois circonstances déterminent leur qualité :
l'identité du père, de la mère et du jour de naissance ;
aucune autre distinction n'est indiquée. Mais la question
se pose plus directement quelques instants après : *Messenion* demande aux deux frères :

« Uter eratis, tun'an ille major ?

MENECHME SOSICLÈS

Æque ambo pares.

MESSENION

« Qui id potest ?

MENECHME SUBREPTUS

« Gemini ambo eramus.

C'est-à-dire :

MESSENION

Lequel de vous était l'aîné ? vous ou lui ?

MENECHME SOSICLÈS

Nous étions égaux tous les deux.

MESSENION

Comment cela se peut-il ?

MENECHME SURREPTUS

Nous étions jumeaux.

La question était bien clairement posée, et la réponse
n'indique-t-elle pas, comme je l'avançais, que dans
l'opinion vulgaire à Rome il n'y avait pas de distinction
de primogéniture entre les frères jumeaux ?

Si l'on avait eu l'habitude de tenir compte de l'ordre de la naissance, de deux choses l'une : ou les deux jumeaux l'auraient connue, ou bien ils l'auraient ignorée.

Dans le premier cas, ils auraient répondu : c'est celui-là qui est l'aîné.

Dans le second, ils auraient dit simplement : nous l'ignorons.

Tandis qu'ils répondent : Nous étions égaux. — Comment cela se peut-il ? — Parce que nous étions jumeaux. La jurisprudence n'avait donc rien déterminé à cet égard, et la loi *Arescusa* n'avait pas à régler ce que les mœurs et les habitudes n'admettaient pas, et cela se comprend à merveille sous l'empire d'une législation qui ne connaissait pas le droit d'aînesse, comme nous l'avons déjà dit.

Concluons donc que l'ancienne jurisprudence n'était fondée ni en raison ni en droit.

Aussi vers la fin du siècle dernier était-elle formellement contestée par les jurisconsultes les plus éminents. *Pothier*, bien qu'il ait négligé de discuter les arguments de la thèse contraire, écrivait :

« Entre deux jumeaux c'est celui qui est sorti le pre-
« mier du sein de la mère qui est le premier, car naître
« c'est sortir du sein de la mère : celui qui est le pre-
« mier sorti est donc le premier né ou, ce qui est la
« même chose, l'aîné. » (Traité des successions, chap.
XI, sect. Iʳᵉ, art. 2, § 1, 8ᵉ alinéa, page 55 du tom.
VII.)

Il ajoute que, pour la preuve du fait, on doit s'en rapporter au témoignage des parents, soit exprès ou tacite; qu'on peut même recourir au témoignage des accoucheurs, des gardes et autres personnes semblables,

admettre même la possession d'État qui résulte des
habitudes de famille qui ont traité d'aîné l'un des frères
à l'exclusion des frères, etc., etc., etc.

« S'il était absolument incertain, continue *Pothier*,
« lequel des deux est l'aîné, par qui le droit d'aînesse
« pourrait être prétendu ? *Dumoulin* décide, qu'en ce cas,
« le sort doit en décider. *Lebrun*, après *Faber*, dit : Que les
« deux jumeaux doivent ensemble partager le droit d'aî-
« nesse, ce qui ne peut se soutenir, car c'est admettre
« deux aînés dans une famille, et donner deux chefs à
« un même corps , ce qui répugne. J'inclinerais à dé-
« cider qu'en ce cas le droit d'aînesse ne devrait être
« prétendu par aucun d'eux, et qu'ils se feront obstacle
« naturellement......

« Il s'en suit qu'aucun d'eux ne doit rien obtenir dans
« la demande du préciput, et qu'aucun d'eux ne doit
« l'avoir. Ce sentiment est d'autant plus favorable qu'il
« ramène les choses à l'égalité entre les deux enfants. »
(Pothier, id., ib., id.) (1).

Cette dernière considération, qui témoigne du libéra-
lisme dont s'imprégnaient déjà les meilleurs esprits à la
veille de la Révolution française, pouvait aider à résoudre une question de partage de la propriété privée ;
mais était-elle aussi facilement applicable au cas pos-
sible de l'avénement de deux jumeaux à la couronne ?

---

(1) *Tiraqueau, de jure primogenit*, question 17, estime qu'en cas
d'incertitude il faut laisser le choix au père, et s'il est mort qu'il
faut partager le fief. A l'égard des principautés et des royaumes,
si le père ne veut ou ne peut faire de choix c'est aux grands et
au peuple à le faire... Mais il doit être confirmé par le Pape ou
l'Empereur. *Acaranza*, de *partu*, chap. vi, renvoie ce droit au
peuple.

« *Un trône est trop étroit pour être partagé* » a dit le poëte, et *Pothier* à coup sûr n'eût pas été d'avis de procéder au partage de la France entre deux rois jumeaux comme au temps de *Mérovée*, de *Chilpéric* ou de *Charlemagne !* Et l'on a peine à comprendre que cette hypothèse si menaçante et si facile à prévoir ne se soit pas même présentée à son esprit !

Le chevalier de *Jaucourt*, à l'article *jumeaux* de l'Encyclopédie, s'en est préoccupé.

« Pour moi, dit-il, j'approuve fort le partage égal à « l'égard des particuliers, mais quand il s'agira d'un « royaume, ces deux moyens de décision (le sort et le « partage) ne seront pas suivis. Les royaumes ne se par- « tagent pas aisément ; il y en a même, comme celui de « France, où l'on n'admettrait pas le partage. Quant au « sort on obligerait difficilement les concurrents à sou- « mettre leurs droits. à l'incertitude de cet arrêt. Un « célèbre Espagnol offre ici (*sic*) l'élection faite par les « États assemblés ; mais vraisemblablement cette idée ne « serait pas plus sûre, ni d'une pratique plus heureuse. »

J'ai fait des efforts inouïs pour retrouver ce célèbre Espagnol qui semblerait, à en croire le chev. de Jaucourt, avoir traité la question *ex-professo*, et qu'en sa qualité d'encyclopédiste il s'est cru dispensé de citer avec précision , et toutes mes recherches ont été infructueuses. J'incline à penser qu'un souvenir confus de la lecture du célèbre traité de *Mariana* : *De rege et regis institutione* a causé dans son esprit une véritable méprise. *Mariana*, au IVe chapitre du livre premier, examine si, dans certains cas, les États assemblés n'ont pas le droit d'ôter la couronne au fils aîné pour la déférer au second.

Mais il n'est nullement question de compétiteurs

jumeaux à départager, et l'autorité, fort suspecte d'ailleurs du professeur de régicide *Mariana*, n'a rien à faire ici (1).

Le problème historique de l'homme au masque de fer a donné lieu à la supposition d'un frère jumeau de Louis XIV, né quelques heures après lui, et que la raison d'État aurait condamné à vivre ignoré, dès sa naissance, pour éviter les complications politiques qui pouvaient résulter de l'incertitude du droit entre deux héritiers du trône à titre ambigu.

D'autres ont cru, et Voltaire le premier (Dictionnaire philosophique, *ana*, *anecdotes*), que l'homme au masque de fer était un frère aîné de Louis XIV, frère *utérin*, mais non descendant de saint Louis. Cette supposition ne repose sur aucune donnée certaine, mais elle attéste, de la part de ceux qui l'ont conçue, une préoccupation qu'il est bien étrange de ne pas rencontrer chez les jurisconsultes. Les dangers d'une aussi grave conjoncture ne pouvaient être prévenus que par une définition précise du droit, et par la constatation authentique et régulière du fait.

Il est donc regrettable que les auteurs du code civil n'aient pas fait justice d'un préjugé dont les conséquences peuvent être si funestes.

(1) La question n'est pas aussi chimérique qu'on pourrait le croire. Elle a été traitée et résolue par la voie des armes en Écosse. Alexandre Stuart, duc d'Albanie, prince de l'île de Man, avait pour père Jacques II, roi d'Écosse, et pour frère Jacques III, avec lequel il disputa la couronne; ils étaient jumeaux, et chacun d'eux prétendait être l'aîné. On doutait lequel était né le premier. Alexandre fut vaincu et pardonné par son frère.

(27e observation de MM. de Sainte-Marthe sur la première épître de Rabelais.)

On peut, à la rigueur, comme je l'ai déjà indiqué, inférer des termes de l'article 57 que le code civil ne reconnaît pour aîné que l'enfant sorti le premier du sein de la mère ; mais le silence que garde ce même code dans les articles 720 et suivants, relatifs aux présomptions de survie, sur les conséquences de la mort simultanée de deux jumeaux, donne bien le droit de croire que le législateur ne s'est nullement préoccupé de la question de *gemellité*.

L'article 722 porte : « Si ceux qui ont péri ensemble « avaient quinze ans accomplis et moins de soixante, le « mâle est toujours présumé avoir survécu. Lorsqu'il y a « égalité d'âge ou si la différence n'excède pas une année, « s'ils étaient du même sexe, la présomption de survie, « qui donne ouverture à la succession dans l'ordre de « la nature, doit être admise : ainsi le plus jeune est pré- « sumé avoir survécu au plus âgé. »

Comment appliquer les dispositions de cet article, si les deux jumeaux qui ont péri simultanément sont du même sexe ?

Le plus jeune, dit le texte, est présumé avoir survécu.

Si l'ordre des naissances a été bien constaté, le préjugé fondé sur l'ancienne jurisprudence ne manquera pas de dire : le premier. La raison, le bon sens, diront : le second ; mais la raison et le bon sens, pour avoir une autorité absolue, ont besoin d'être mis au Bulletin des lois.

Mais si l'ordre des naissances entre les jumeaux est resté incertain ?... La question est insoluble.

C'est ce que le commentateur le plus récent et le plus accrédité du code civil, M. *Demolombe* reconnaît loyalement.

« Dans le cas, dit-il, où il serait impossible de con-
« naître de quelque manière que ce fût l'ordre des nais-
« sances entre les jumeaux, on devra, s'ils sont de sexe
« différent, présumer que le mâle a survécu lorsqu'ils
« sont âgés de plus de quinze ans et moins de soixante
« ans; mais s'ils étaient de même sexe, ou même dans
« le cas où ils seraient de sexe différent s'ils étaient
« âgés de moins de quinze ans et de plus de soixante
« ans, on ne se trouverait plus dans aucun des cas de
« présomption établis par nos articles. » (Demolombe, tom. Ier, page 135).

Trouvant la difficulté insoluble, le commentateur propose de la suprimer en ne recherchant aucune présomption de survie entre les jumeaux, *commorientes*, pour parler le langage de l'école, s'ils sont de même sexe.

Mais d'autres commentateurs insistent, au contraire, sur la nécessité absolue de trouver une issue quelconque.

Selon Toullier (tom. III, n° 75). « Si les deux jumeaux
« avaient quinze ans et moins de soixante, c'est le plus
« *robuste* qui serait présumé avoir péri le premier.

« La présomption contraire me paraît bien préférable,
« dit M. Duvergier dans sa note sur cet article de
« *Toullier*. »

Et M. *Demolombe* les réfute l'un et l'autre de la manière suivante :

« On peut supposer deux jumeaux entre lesquels la
« différence d'âge serait impossible à établir ; s'ils étaient
« de sexe différent on pourrait, sans doute, présumer la
« survie au mâle; mais s'ils étaient de même sexe, nous
« demandons que fera la doctrine qui prétend qu'il y a
« ici une nécessité absolue de présumer la survie de
« l'un ou de l'autre? Évidemment il n'y a là pour elle

« aucune issue ; car la règle, toute arbitraire qu'elle est,
« de la survie du plus jeune ne peut même servir... La
« vérité est qu'en droit il n'y a ici nulle présomption de
« survie ni du plus faible ni du plus fort, et qu'à défaut
« dé preuve positive, ou de présomptions déduites des
« faits, on doit décider qu'aucun des deux n'a survécu
« à l'autre et attribuer dès lors chaque succession au
« degré subséquent. » (Demolombe, tom. Ier, page 155).

En médecine trop souvent :

« Hippocrate dit : Oui, mais Gallien dit : Non.

En jurisprudence, vous venez de le voir, la divergence affecte un terme de plus sur la même question :

Toullier dit : Oui.

Duvergier, dit : Non.

Et Demolombe : Ni oui ni non.

Cet antagonisme n'appelle-t-il pas à lui seul le correctif suprême que je me permets d'indiquer dans les conclusions suivantes :

1° Ajouter à l'article 57 du code civil une disposition précise qui tranche une question si longtemps controversée et assigne à chaque naissance d'enfant jumeau l'ordre que la nature lui a donné.

2° Remanier l'article 722 du même code sur les présomptions de survie pour en rendre les dispositions applicables à tous les cas possibles de mort simultanée des frères jumeaux.

3° Prescrire par des instructions sévères dans la tenue des actes de l'état civil la constatation de l'heure et de la minute à laquelle chaque enfant jumeau est venu à la vie.

Je dis la minute, parce que dans des cas très rares les naissances de jumeaux, ordinairement séparées par

des intervalles assez longs, se succédent à quelques
minutes près. Il arrive dans ces cas extrêmes que les
accoucheurs, les sages-femmes, vivement préoccupés de
l'état alarmant de la mère, déposent auprès d'elle les
enfants dont elle vient d'accoucher, et ne se souvien-
nent plus dans quel ordre ils sont venus à la vie. Dans
ces cas bien exceptionnels, les parents devront faire leur
choix, et l'officier de l'état civil mentionnera l'ordre des
naissances tel qu'ils l'auront indiqué. La simultanéité
de naissance n'existant pas dans la nature, l'identité ne
saurait être admise par la loi.

Reste un cas très exceptionnel, celui de la naissance
de deux jumeaux extraits du sein de leur mère par
l'opération *césarienne*. Les enfants viennent au jour au
même instant, à la même minute, on pourrait dire cette
fois : *uno impetu.*

Le droit d'aînesse occupait une si grande place dans
l'institution mosaïque, que les auteurs du *Talmud* n'ont
pas négligé l'étude de toutes les questions que pourrait
soulever la naissance de deux frères jumeaux. Ils n'ont
pas oublié l'*opération césarienne*. Voici ce qu'on lit dans
le *Talmud*, *in misna*, tit. *Becoroth*, CVIII.

« Si vero alter (infans) è latere excisus fuerit, et per
« modum sequatur alter, neque hic, neque ille, primo-
« genitus habetur. »

Et Seldem, dans son traité des successionibus in bona
defunctorum ad leges Hebræas, page 29, in fine, en
donne la raison.

Nimirum seu *cæsonem* (celui qui est extrait par l'opération césarienne), non peperisse aiunt uxorem, quia
cæso utero extractus, neque eum uterum operuisse, se-
cundum principium virtutis paternæ non fuisse quia

alius antecedit, nec בבור (Bechor) seu primogenitum dicendum quia alius ante eum in lucem editum. Ideòque neutrum sive illâ ratione primogenitum.

Cette opinion est confirmée par Maimonides (Alach Becoroth, cap. II, et Alach Necholoth, cap. II).

Mais le rabbin *Obadias Bartenorius* semblerait admettre, par la définition suivante de l'opération césarienne, qu'il peut être tenu compte du fait de primogéniture.

Veluti incidunt feminam cui gemelli in ventre. Et postquam extraxerint! alterum per viam lateris (incisi) exit alter per viam alteri. (Seldem de success. in Bon. defunct, page 29).

Quelles que soient les circonstances de l'opération, nous conclurons pour ce cas très exceptionnel, comme pour celui où l'ordre de naissance n'aurait pas été suffisamment constaté, que les parents auront à faire leur choix en présentant les jumeaux à l'officier de l'état civil, et que leur déclaration devra être ponctuellement suivie dans la rédaction des actes de naissance.

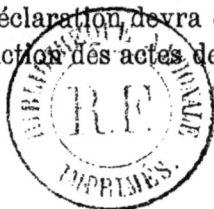